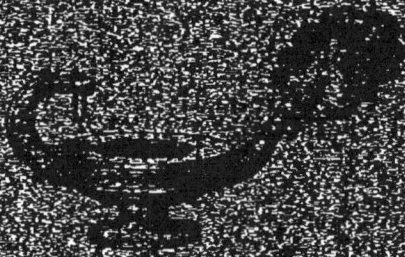

MÉMOIRE

SUR L'ÉDUCATION

DES SOURDS-MUETS.

A MM. LES MEMBRES

DU CONSEIL D'ADMINISTRATION DE L'INSTITUTION

ROYALE DES SOURDS-MUETS DE PARIS.

MESSIEURS,

Vous avez désiré que je vous fisse connaître les moyens qui ont été employés par le père d'un sourd-muet, pour suppléer chez son fils à ce que la nature lui avait refusé. Au milieu des travaux auxquels vous vous livrez avec un zèle si infatigable, vous avez pensé que mon tribut, quelque faible qu'il fût, pourrait encore être de quelque utilité. Je porte un intérêt trop tendre aux compagnons d'infortune de mon fils pour hésiter à me rendre à ce désir : trop heureux si je pouvais contribuer à leur faire un sort plus doux.

Aidé de quelques années d'expérience, je vais vous exposer ce que je sais sur ce que doit être l'éducation des sourds-muets, sur les moyens les plus simples pour les faire jouir du bienfait de l'instruction; je vais dire comment moi-même je

m'y suis pris; quelquefois je dirai comment j'au-
rais dû m'y prendre, car l'expérience me man-
quait, et elle a dû me coûter quelques fautes.

Serait-il vrai, comme certains auteurs l'as-
surent, que le sourd-muet ne connaît ni vertus
ni devoirs, qu'il est étranger à toute espèce d'affection? En quoi donc la privation congéniale ou
accidentelle de l'ouïe pourrait-elle être la cause
d'une pareille altération dans les dispositions morales naturelles à l'homme? Autant vaudrait dire
que tous les hommes naissent avec un penchant
irrésistible à tous les vices, penchant qui ne serait combattu que par l'usage de l'ouïe et de la
parole.

Cependant ne sait-on pas que beaucoup de
sourds-muets n'ont été privés de l'ouïe que quelques jours, quelques mois, et même quelques
années après leur naissance; ceux-là même qui
sont nés sourds, n'ont pas tous été conçus
tels dans le sein de leur mère; on peut donc
dire que c'est un accident qui a causé leur in-
firmité; mais il est évident que cet accident ne
peut avoir aucune influence sur leurs facultés
morales, quelle que soit d'ailleurs celle qu'il
pourra exercer par la suite sur leur développement intellectuel. (*Note* A.)

Sans doute il fut un temps où ces infortunés,

privés de secours et d'instruction, délaissés comme des êtres incomplets par leur famille presque honteuse de leur existence, étaient aigris par cet injuste mépris. Alors en effet leurs cœurs se fermaient pour ceux-là qui les repoussaient loin d'eux. Mais depuis qu'ils ont rencontré des amis, que ces amis disent s'ils les ont trouvés ingrats. Non, ils ne le sont pas; instruisons-les, aidons-les à se replacer au rang des hommes, et le prix de nos travaux sera dans leur reconnaissance.

Lorsque partout l'instruction se propage, au milieu du perfectionnement de tous les arts, comment se fait-il que cet art si précieux d'instruire les sourds-muets soit seul resté stationnaire? Sur environ vingt mille sourds-muets existants en France, quelques cents seulement reçoivent l'instruction; et encore, disons-le avec franchise, celle qu'on leur donne est trop imparfaite, et ne leur offre que des moyens de communication trop insuffisants dans leurs plus simples relations avec la société. Il est temps enfin de dégager cet enseignement de cette enveloppe mystérieuse qui l'a voilé jusqu'à ce jour. Déjà l'œuvre est heureusement commencée; M. Bébian nous a donné son excellent manuel qui, tout incomplet qu'il est, peut servir de guide aux instituteurs. M. Degérando, dont tous les travaux sont au profit de l'humanité, en nous offrant l'analyse des diverses méthodes, a hâté leur perfectionnement.

Il est bien d'établir ici, pour ne jamais le perdre de vue, un principe qui ne sera pas contesté, c'est que le sourd-muet doit recevoir par les yeux ce que le parlant reçoit par les oreilles. Les moyens d'enseignement pour tous deux doivent être analogues, et ne recevoir de modifications que celles indiquées par la différence des deux organes. En effet, qu'on se représente un enfant relégué dès sa naissance dans le fond d'une campagne, abandonné aux soins d'une paysanne d'un esprit borné et sans culture ; cet enfant, rendu à l'âge de trois ou quatre ans à la maison paternelle, ressentira la plus vive surprise à la vue d'objets qu'il ne connaissait pas. A peine lui aura-t-on nommé le jouet qu'on lui présente, qu'il éprouvera le besoin de connaître le nom de tous les objets qui l'entourent, et bientôt ce meuble qu'il désigne d'un air incertain en le montrant du doigt, sera, sous le nom de *chaise*, *table*, *fauteuil*, gravé dans sa mémoire d'une manière indélébile.

Tel est le jeune sourd-muet au commencement

de son éducation. Tout-à-fait semblable ; sous ce rapport, à l'enfant qui parle, qu'importe que sa bouche prononce un mot ou que sa main l'écrive ? L'essentiel est qu'il en connaisse la signification ; et s'il parvient à tracer le nom de l'objet qu'il désire, s'il comprend ces mots : *je t'aime*, adressés à sa mère, c'est de ce point qu'il doit, comme les autres hommes, arriver à l'analyse de la pensée, et peut-être aux plus hautes connaissances de l'esprit humain. Et qu'on ne croie pas que le sourd-muet soit placé dans une position défavorable à l'instruction : c'est à ses yeux qu'elle doit s'adresser, et la mémoire reçoit une impression bien plus profonde des objets qui frappent les regards que des sons fugitifs qui font vibrer l'oreille. Le sourd-muet possède en lui le germe de la pensée ; nous n'avons à lui enseigner que l'art de la graver et de lui donner un corps. Ne perdons donc point de vue que c'est à *la connaissance* et à *l'usage* de la langue maternelle que nous devons le conduire : tel est le but unique où doivent tendre tous nos efforts.

On voit déjà que ce n'est point par des leçons de grammaire qu'on doit procéder à l'enseignement du sourd-muet, et quelle que soit l'autorité du nom de l'abbé Sicard, j'oserai déclarer que la méthode indiquée dans son *Cours d'instruction*

d'un sourd-muet, est fondée sur un principe essen-
tiellement erronné. Qu'est-il besoin de dépecer
les mots et les phrases aux yeux du sourd-muet et
de lui en expliquer l'analyse grammaticale? Cette
analyse lui est-elle nécessaire? est-il même toujours possible de la rendre assez claire pour qu'il
la comprenne? Non, assurément, et je n'en veux
pour preuve que les explications de l'abbé Sicard
sur *l'origine de l'adjectif et la théorie de l'ad-
verbe.*

Il faut aux sourds-muets des exercices sur le
langage, conformes, il est vrai, aux règles de la
grammaire, mais non embarrassés de l'explication de ces règles. Ils ont même, sous ce rapport,
une sorte d'avantage sur les enfants qui parlent;
ceux-ci apprennent dans leur enfance un langage presque barbare, et l'étude de la grammaire leur est sans doute utile pour en rectifier
la vicieuse habitude; mais le sourd-muet, sous les
yeux duquel on ne mettra qu'un langage pur et
conforme aux règles, qu'a-t-il besoin de l'étude
de ces règles? plus tard, il pourra lire une grammaire, mais alors ce ne sera pas une étude, ce ne
sera pour lui qu'une simple vérification.

Mais de ce que je viens de dire ne résulte-t-il
pas évidemment la preuve de l'insuffisance des
moyens employés jusqu'à ce jour pour instruire

les sourds-muets, même dans les institutions les plus renommées? L'enfant qui entend, apprend sa langue dès le bas âge dans les chants, les récits sans cesse renouvelés de sa nourrice et de sa mère. Qu'a-t-on fait pour remplacer, au moins en partie, auprès du sourd-muet ce parlage continuel, cet enseignement de tous les instants? absolument rien, pas une nomenclature, pas un récit, pas un recueil imprimé à son usage. On lui fait griffonner des substantifs, des adjectifs, des verbes, des prépositions; il écrit sur le tableau pendant plusieurs années de petites phrases tout arrangées; puis le premier livre qu'on lui met entre les mains est pour lui tout-à-fait inintelligible. Pourquoi cela? parce qu'il y a dans les livres imprimés, même pour le plus bas âge, des locutions figurées, proverbiales, qui ne sont pas susceptibles d'être expliquées sans gradations.

On familiariserait bien plus sûrement le sourd-muet avec les formes de notre langage, en lui présentant l'emploi des mots qu'on lui enseigne, dans des exercices mis à sa portée, sous la forme de contes, de dialogues. Des récits simples et gradués lui offriraient l'application des diverses locutions, à mesure qu'elles lui seraient connues, et lui serviraient d'introduction à la lecture des livres ordinaires. Cette sorte de livres manque à l'enseignement des sourds-muets, et j'en ai souvent regretté l'absence. Cette lacune je l'ai remplie en partie pour mon usage. Je crois avoir fait un travail utile à mon élève en lui offrant la nomenclature de tous les substantifs dont l'emploi est le plus habituel; je les ai groupés par familles comme étant ainsi d'une étude plus facile. On peut en donner chaque jour au sourd-muet un certain nombre à apprendre. J'y ai joint les nomenclatures des substantifs abstraits, des adjectifs et des verbes. L'ordre alphabétique m'a paru plus convenable pour celles-ci; le classement par familles eût été peu exact, et la recherche des mots plus embarrassante.

Je me suis gardé de dépouiller le substantif de l'article *le*, *la*, *les*; n'est-ce pas l'article qui apprend aux enfants parlants le genre d'un nom, long-temps avant qu'ils sachent ce que c'est qu'un genre? Ce sera lui qui donnera, sans le moindre travail, la même habitude au jeune sourd-muet. C'est pour ce motif qu'il est nécessaire qu'il ne fasse que plus tard usage de l'élision, sous laquelle le genre se trouve déguisé.

On doit préférer l'emploi de l'article, *le*, *la*, *les*, à celui des adjectifs *un*, *une*, *des*, d'abord parce que *des* n'est pas exactement le pluriel de *un*, *une*; mais qu'il l'est aussi des mots *du*, *de la ;* ainsi l'on dit *du pain , de la viande , des fruits;* en second lieu, les substantifs qu'on donne aux sourds-muets ne sont pas tous susceptibles d'être accompagnés de *un , une; ou* ne dira pas *un vin, une soupe , un sel, un poivre , une eau,* etc., mais plutôt *le pain , le vin, le sel,* etc.

Aussitôt que l'élève possède un certain nombre de substantifs, on doit lui faire connaître l'emploi de l'adjectif. Rien de plus facile que cette explication; on ne sait vraiment pas comment le respectable abbé Sicard a pu se donner tant de soins pour une chose qui est si vite comprise par les sourds-muets; en leur présentant deux objets semblables, mais de couleurs ou de formes différentes, comme deux mouchoirs, l'un blanc, l'autre rouge, deux tables, l'une ronde, l'autre carrée . ils aperçoivent aussitôt que la ressemblance n'est pas complète et ils comprennent facilement que cette différence est exprimée par le nouveau mot qu'on leur fait connaître. Des exercices variés sur les substantifs joints aux adjectifs, sur le singulier et le pluriel, leur offrent déjà, au bout de peu de jours un certain intérêt et captivent leur attention. Bientôt après ils peuvent être initiés à la connaissance des pronoms personnels, du verbe *être* et du verbe *avoir.* Peu de jours encore, et les quatre conjugaisons pourront leur être enseignées au moyen de quatre verbes modèles, choisis de manière à être susceptibles d'une explication facile. J'ai adopté de préférence les verbes *porter, salir, recevoir et mordre*, comme assez convenables pour être mis en action. Pendant ce temps la provision de l'élève, en substantifs et en adjectifs, s'est augmentée, et l'on conçoit de combien de manières les exercices peuvent être variés au moyen de petites phrases, multipliées au gré de l'instituteur. Je pense qu'il est bien de s'en tenir pendant long-temps à l'usage des trois temps simples qui suffisent pour l'étude des prépositions, des conjonctions, des pronoms et adjectifs possessifs, démonstratifs, etc. Enseignés trop tôt, les développements de la conjugaison ne pourraient qu'embrouiller le sourd-muet et détourner son attention.

Dans l'enseignement des adjectifs on peut se servir encore de l'article, qui vient prêter son secours pour rendre plus facile la distinction de l'un et de l'autre genre. C'est ainsi que, sans en faire l'objet d'une leçon particulière, on peut offrir à l'élève le masculin et le féminin rangés sur deux lignes, et suffisamment indiqués par *le* et *la*. La nomenclature des adjectifs est fort simple, ainsi présentée :

LE.	LA.
Adroit.	Adroite.
Affreux.	Affreuse.
Attentif.	Attentive.
Blanc.	Blanche.
Noir.	Noire.
etc.	etc.

En général, ce signe me paraît le plus convenable pour désigner les deux genres, et je l'ai préféré à tout autre. Je l'ai surtout trouvé utile pour indiquer cette distinction des genres dans des tableaux destinés à faire connaître à l'élève certaines espèces de mots, comme les pronoms et les adjectifs possessifs, etc. Ces tableaux faits sur des feuilles de carton séparées, sont amusants et en même temps instructifs pour le sourd-muet. En voici quelques exemples :

Les adjectifs démonstratifs.

LE.	LA.	LES.
ce, cet.	cette.	ces.

Les adjectifs possessifs.

LE.

Le . . . . de moi = mon.
Le . . . . de toi = ton.
Le . . . { de lui / de elle / de soi } = son.
Le . . . . de nous = notre.
Le . . . . de vous = votre.
Le . . . { de eux / de elles / de soi } = leurs.

LA.

La . . . . de moi = ma.
La . . . . de toi = ta.
La . . { de lui / de elle / de soi } = sa.
La . . . . de nous = notre.
La . . . . de vous = votre.
La . . { de eux / de elles / de soi } = leur.

LES.

Les . . . . de moi = mes.
Les . . . . de toi = tes.
Les . . { de lui / de elle / de soi } = ses.
Les . . . . de nous = nos.
Les . . . . de vous = vos.
Les . . { de eux / de elles / de soi } = leurs.

Les pronoms démonstratifs.

LE.	LES	LA.	LES.
Celui-ci, celui-là. Celui. Ceci, cela.	Ceux-ci, ceux-là. Ceux.	Celle-ci, celle-là. Celles.	Celles-ci, celles-là. Celles.

Les pronoms possessifs.

LE.	LES	LA	LES
Celui de moi = le mien.	Ceux de moi = les miens.	Celle de moi = la mienne.	Celles de moi = les miennes.
Celui de toi = le tien.	Ceux de toi = les tiens.	Celle de toi = la tienne	Celles de toi = les tiennes.
Celui { de lui, de elle, de soi } = le sien.	Ceux { de lui, de elle, de soi } = les siens.	Celle { de lui, de elle, de soi } = la sienne	Celles { de lui, de elle, de soi } = les siennes.
Celui de nous = le nôtre.	Ceux de nous = les nôtres.	Celle de nous = la nôtre.	Celles de nous = les nôtres.
Celui de vous = le vôtre.	Ceux de vous = les vôtres.	Celle de vous = la vôtre.	Celles de vous = les vôtres.
Celui { de eux, de elles, de soi } = le leur.	Ceux { de eux, de elles, de soi } = les leurs.	Celle { de eux, de elles, de soi } = la leur.	Celles { de eux, de elles, de soi } = les leurs.

2

On doit graduer les exercices de manière qu'à mesure qu'une nouvelle espèce de mots est enseignée à l'élève, le langage s'en enrichit pour développer davantage et compléter une pensée. Ainsi, par exemple, la nomenclature a fourni au sourd-muet *le chapeau;* puis, avec l'adjectif, *le chapeau noir;* puis, *le chapeau est noir;* ensuite, *je vois le chapeau noir; je vois sur la table le chapeau noir; j'ai pris sur la table le chapeau noir et je l'ai placé sur la chaise;* et ainsi de suite. Au moyen de cette gradation, on arrivera, en peu de temps, à pouvoir commencer l'instruction du sourd-muet par de courtes leçons sur les arts, les métiers, l'histoire naturelle, la géographie, l'histoire de France, l'histoire romaine, etc. C'est ainsi que j'ai fait pour mon élève de petits traités (*Note* B.) simples où il a puisé un commencement de connaissances qu'aucun livre n'aurait pu lui donner.

Parvenu aux abstractions, le sourd-muet en apprend facilement la signification, par des explications mises sous ses yeux au moyen de l'écriture. La plupart peuvent lui être expliquées par des rapprochements, des analogies, des oppositions, des gradations. Ainsi *la guerre* et *la paix*, *la crainte* et *l'effroi*, *le souvenir* et *l'oubli*, s'expliquent mutuellement; certains substantifs par la signification déjà connue du verbe ou de l'adjectif d'où ils dérivent, et réciproquement. Ainsi *haïr* s'expliquera par l'opposition du mot *aimer*, et *la haine* et *l'amitié* en seront la conséquence.

La connaissance et l'usage des expressions figurées , des tours elliptiques , (*Note* C.) ouvriront un nouveau champ au développement des connaissances du sourd-muet ; ils augmenteront ses moyens de rapprochement avec la société à laquelle il ne tardera pas à être complétement rendu.

Le but de l'instituteur devant être d'établir au plus tôt entre son élève et lui un rapport complet d'intelligence, il ne doit pas s'en tenir à un seul procédé d'enseignement ; ses moyens de communication doivent être multipliés autant que possible. Les principaux sont :

1° Le dessin qui sert à représenter tous les objets qu'on n'a pas sous les yeux , les actions qu'il serait trop long de figurer en gestes.

2° Les gestes naturels ou la pantomime.

3° L'écriture, cette précieuse imitation de la parole, sans laquelle nous ferions de longs et peut-être d'inutiles efforts pour initier le jeune sourd-muet aux secrets de notre langage.

4° L'alphabet manuel, qui n'est lui-même qu'une représentation de l'écriture.

5° Enfin la prononciation et la parole dont l'enseignement en général présente peu de difficultés, et qui doit être si utile au sourd-muet, dans ses relations sociales.

Je ne parle point des signes de convention : on ne doit en faire qu'un usage très resserré, et il faut y renoncer aussitôt qu'ils cessent d'être indispensables.

En effet il est facile d'apercevoir tout ce qu'il y a de défectueux dans ce système de langage par signes de convention. M. l'abbé Jamet de Caen, dit que :

« On doit faire le signe des mots, et non le signe » des choses, qu'ainsi le même geste peut servir » à désigner le même mot dans toutes ses accep- » tions. »

Je crois que c'est une erreur ; un geste, pour être vrai, doit toujours être l'expression immédiate de la pensée. Dans ce système, ce serait donc le même geste qui exprimerait le verbe *prendre* dans ces diverses acceptions :

> *Prendre* feu,
> *Prendre* son vol,
> *Prendre* la fuite,
> *Prendre* de force.

On ne peut adopter une semblable méthode,

l'explication sera bien mieux comprise de l'élève quand on lui dira que :

> *Prendre*, signifie saisir,
> *Prendre* feu, s'enflammer,
> *Prendre* son vol, s'envoler,
> *Prendre* la fuite, s'enfuir,
> *Prendre* de force, s'emparer.

Et chacun de ces mots sera clairement représenté, au moyen d'un geste naturel.

Je serais assez porté à croire que c'est l'usage habituel des signes méthodiques qui éloigne le sourd-muet de la connaissance complète de la langue ; en effet, les mots sont des signes de convention, un mot n'a de sens que celui qu'on est convenu d'y attacher, tels sont aussi les signes méthodiques ; or, en traduisant aux yeux du sourd-muet une pensée par un signe conventionnel *écrit*, et en même temps par un signe conventionnel *gesticulé*, ne lui enseigne-t-on pas en réalité deux langues ? A laquelle croit-on qu'il donnera la préférence ? L'expérience en fait foi, il négligera le mot écrit, et n'emploiera que le geste.

Quant au langage mimique qui est le langage naturel, non seulement du sourd-muet mais de tous les hommes, on ne doit pas craindre de lui emprunter toutes ses richesses, surtout

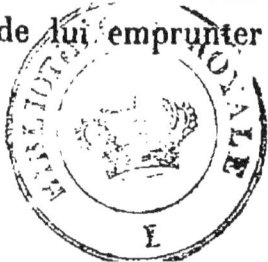

dans les commencements de l'éducation du sourd-muet. On doit y avoir recours toutes les fois qu'il s'agit de développer une idée, de la rendre palpable aux yeux de l'élève, car il est bon de faire une observation importante, c'est qu'on ne doit jamais chercher à faire naître les idées au moyen des mots; il faut d'abord apporter tous ses soins à ce qu'elles soient conçues d'une manière complète, puis offrir à l'enfant les mots qui les expriment, de manière qu'en les revêtant des formes du langage, on paraisse seulement les traduire.

C'est ainsi qu'on l'amènera à connaître le précieux usage de l'écriture, précieux surtout pour lui, puisque ce sera un jour son plus parfait moyen de communication avec les hommes. C'est par l'écriture que toutes les sciences pourront lui être enseignées, qu'il pourra s'instruire dans tous les arts. Il faut que le sourd-muet écrive beaucoup, qu'il écrive sans cesse, qu'il ait constamment sous les yeux des leçons écrites, qu'il s'accoutume enfin, si l'on peut le dire, à penser en écriture. C'est pour cela surtout qu'un choix de livres mis à sa portée lui serait éminemment utile.

Il ne faut point séparer de l'écriture l'alphabet dactylologique; dans beaucoup d'occasions il la supplée avec avantage. A la promenade, en voiture, c'est un utile moyen de communication, et il est nécessaire d'entretenir constamment le sourd-muet dans l'exercice de ce langage manuel.

L'éducation du sourd-muet ne serait pas complète, il ne serait rendu qu'imparfaitement à la société, s'il restait toujours privé de la parole, de ce moyen de communication qui seul peut répondre à la vivacité de la pensée. La parole n'est qu'un art d'imitation (*Note* D) qui peut être enseigné comme tous les autres, si la nature n'y met aucun obstacle par quelqu'altération dans les organes de la prononciation.

Cet enseignement demande surtout beaucoup de patience de la part du maître, et le succès pour la plupart des sujets n'est pas douteux. Je ne puis indiquer une instruction plus facile à suivre à cet égard que celle que nous devons à l'illustre abbé de l'Épée; je l'offre pour guide à tous les instituteurs, qui y puiseront les préceptes les plus clairs et les plus précis.

Je l'ai complétée pour mon élève par des exercices variés sur la prononciation, au moyen desquels les sourds-muets peuvent apprendre à articuler tous les mots de la langue dans un court espace de temps.

En y réfléchissant, on se convaincra que le mécanisme de la parole est bien moins compliqué qu'on ne pourrait croire au premier abord; les sons de notre langue se réduisent à peu près à ces principaux :

a, é, é, i, o, u, an, eu, in, on, ou, un;

et pour rendre chacun de ces sons , la bouche prend une position particulière tellement prononcée, que le sourd-muet ne peut pas s'y tromper , et qu'au bout de quelques leçons il parvient à les rendre d'une manière assez distincte. Il est bon, dans les commencements de cet enseignement qui lui présentent peu d'attrait, de ne point le fatiguer par de trop longs exercices, il vaudra mieux les faire courts, et les répéter plus souvent.

Il ne faut point s'occuper des grimaces que peut faire l'élève, ni de la rudesse de sa voix ; ces défauts se corrigeront par la suite. Ce qu'on doit exiger de lui, c'est qu'il rende bien les sons , fortement et distinctement, au bout de peu de jours on lui apprendra à y joindre les consonnes; la plupart n'offre aucune difficulté, surtout celles qui sont formées par les lèvres ou les dents, comme :

pa, pé, pi, po, pu, pau, peu, pin , pon, pou;
ba; ta, da; fa, va; sa, za; cha, ja; ma;

Avec un peu d'attention, en lui faisant placer convenablement sa langue, on réussira également à lui faire prononcer *ca*, *ga*; *na*, *la*, *ra*, *gna*.

Si l'on considère que, à la force près, les syllabes *pa* et *ba* s'articulent de même, qu'il en est ainsi de *ta* et *da*; *fa* et *va*, *sa* et *za*, *cha* et *ja*, *ca* et *ga*. On sentira combien ces exercices sont peu compliqués.

Après quelques jours de travail sur les syllabes, on peut passer aux doubles consonnes *pra*, *pla*, *plau*, *pleu*, *etc*. Je ne répéterai point ce que j'ai déjà dit ailleurs, qu'il est bien de mettre entre les mains de l'élève de petits tableaux représentant ces divers exercices; c'est un excellent moyen de l'intéresser d'avantage à l'étude.

Un instant d'explication, et encore un petit tableau, suffiront pour lui faire connaître que certaines syllabes, quoique composées de lettres différentes, ont exactement le même son que les lettres qu'il sait articuler. Ainsi :

eï, *aï*, *ait*, *hé*, *hai*, se prononcent comme *é*;
ès, *ais*, *aie*, *est*, *aient*, *hais*, comme *é*;
ain, *ein*, *aint*, *ains*, *aim*, comme *in*;
oi comme *o-à*;
e comme *eu* dans *je*, *te*, *me*;

et ainsi de quelques autres.

Avec cette petite provision de science le sourd-muet est déjà dans le cas de dire de petites phrases comme celle-ci :

Le devoir d'un enfant est d'obéir à ses parents.

On la lui écrira au-dessous, de cette manière :

leu de-vo-ar dun en-fan é do-bé-ir a sé pa-ran.

Et l'on sera tout étonné de la lui entendre prononcer assez exactement. Il sera bien de lui représenter ainsi, pendant quelque temps, les mots écrits comme on les prononce.

Dès ce moment, vingt leçons au plus suffiront pour lui apprendre l'articulation de toutes les syllabes de la langue française, au moyen d'une vingtaine de règles fixes qui souffrent bien peu d'exceptions.

Dès lors, ses progrès dans la prononciation seront rapides ; on pourra essayer de polir son organe en l'engageant à adoucir ce qu'il y a de trop forcé dans la position de la bouche, de trop rauque dans le son de sa voix ; à ne se servir, pour parler, que des lèvres, de la langue et des dents ; à ne pas tirer les sons avec effort de l'estomac, etc. Je ne fais qu'indiquer ici ce que doit être cet enseignement, qui présente dans ses développements le plus attachant intérêt.

Il est à regretter qu'il ne soit pas pratiqué dans l'institution royale de Paris ; j'ose affirmer qu'un maître spécial d'articulation est indispensable dans un établissement normal où l'enseignement doit être complet. C'est une amélioration que cette institution réclame ; peut-être, messieurs, en demanderait-elle encore quelques autres ; mais vous lui consacrez vos soins et vos lumières, c'est dire assez qu'elle les obtiendra ; quant à moi, ami dévoué de ces êtres intéressants, toute ma vie, mes vœux seront pour leur bonheur, et je me trouverais heureux moi-même si je pouvais contribuer à leur rendre leur infortune moins amère.

NOTES.

(Note A , page 6).

J'ai vu un jeune sourd-muet verser des larmes amères sur
la perte d'un chien qui était le compagnon de ses jeux. Pendant plusieurs jours, ses regrets furent profonds et vivement
sentis; au milieu de son travail, alors qu'il semblait le plus
occupé de son étude, une vive rougeur colorait subitement
son visage, et des larmes involontaires coulaient le long de
ses joues. Est-ce là ne pas sentir? est-ce là être étranger à
toute espèce d'affection ?

(Note B , page 18).

J'ai fait pour mon fils un cours gradué d'exercices de
grammaire élémentaire, et, en outre, un catéchisme, un
abrégé de géographie, d'autres de l'histoire de France et de
l'histoire romaine, dégagés de toutes les locutions hors de sa
portée : ils lui ont été utiles de fort bonne heure. Les sourds-
muets trouveraient de grandes ressources dans des ouvrages
ainsi conçus, et qui leur seraient spécialement destinés; je
ne vois que ce moyen de leur rendre la lecture familière. Je
ne renonce point au projet de leur offrir un jour ce puissant
moyen d'instruction.

(Note C , page 19).

La nouvelle signification d'un mot, transporté du sens
propre au sens figuré, est facilement comprise du sourd-muet.
Il suffit de lui offrir en un petit tableau les diverses transfor-
mationsqu'éprouve le sens d'un mot suivant ses divers em-
plois. Je me suis constamment bien trouvé de donner ainsi à

mon élève des explications écrites, présentées clairement.
Voici quelques exemples de ces explications :

LE SENS

$=$ (1) Ce qu'un mot, ce qu'une phrase signifie.

On dit : Comprendre le *sens*.

Ne pas comprendre le *sens*.

Le *sens* propre $=$ le *sens* vrai.

Éteindre le feu.

Cultiver son jardin.

Le *sens* figuré $=$ le *sens* non vrai, la comparaison.

Éteindre la guerre $=$ faire la paix.

La guerre est comme le feu, qui fait de grands ravages.

Cultiver son esprit $=$ étudier beaucoup.

SERVICE

$=$ Aide, secours.

Rendre *service* $=$ aider, secourir.

Un homme a sa charrette arrêtée dans un trou ; son cheval
est trop faible pour la retirer. Je viens à son secours en attachant mon cheval avec le sien, et je tire sa charrette hors du
trou.

Je l'ai aidé, je l'ai secouru, je lui ai rendu *service*.

---

(1) J'ai adopté dans mes explications le signe algébrique $=$ qui
répond assez au signe d'égalité employé généralement par les sourds-
muets, lequel consiste, comme on sait, à présenter les deux index rap-
prochés l'un de l'autre. Ainsi pour dire à l'élève que tels mots ont la
même signification entre eux, j'écris :

Avoir envie $=$ désirer.

Un scélérat $=$ un homme très criminel.

Exposer les motifs $=$ dire pourquoi, etc. etc.

ÉCLAT, ÉCLATANT,

Propre :   = très brillant.

Une lumière *éclatante..*

L'*éclat* du soleil.

Figuré :   = très grand, très glorieux.

Une victoire *éclatante.*

L'*éclat* de la gloire.

METTRE

= Placer, poser.

Mettre la main à la plume = commencer à écrire.

Mettre la dernière main = finir quelque chose.

Mettre l'épée à la main = tirer l'épée pour se battre.

Mettre la main sur la conscience = dire la vérité.

Se *mettre* en colère = se fâcher, s'irriter.

Se *mettre* en quatre = s'efforcer pour faire quelque chose

Se *mettre* à = commencer à.

Il se *mit* à pleurer.

Mettre en doute = douter de quelque chose.

Mettre de côté = être économe, épargner.

Se *mettre* = s'habiller.

Tu te *mets* mal = tu t'habilles mal.

Cette dame est bien *mise.*

Une collection de semblables explications, rassemblées par ordre alphabétique, aiderait merveilleusement chez les sourds-muets à la connaissance de la langue et au développement de l'intelligence.

(Note D, page 25).

Le langage, dit Rousseau, *n'aurait pu être institué que par une suite de conventions; or comment établir des conventions si l'on ne possède déjà un langage pour communiquer et s'entendre?*

Quelle étrange préoccupation de la part de Jean-Jacques, qui ne voit de moyen de communication entre les hommes que dans le langage parlé ! Lui-même a reconnu ailleurs qu'il en existe un autre, quand il dit (*Essai sur l'origine des langues*) : *Dans les premiers temps, les hommes épars sur la face de la terre n'avaient de société que celle de la famille, de lois que celles de la nature, de langage que le geste et quelques sons inarticulés.* Il parle ailleurs des *inventeurs du langage;* et, en effet, il n'a pas dû y avoir de langue primitive, car les sourds-muets la parleraient. Les premiers hommes n'ont point eu d'idiôme; ils n'ont d'abord articulé que des sons vagues; le besoin de se concerter et de se comprendre les a portés à varier ces sons de manière à désigner des objets divers, à exprimer des sensations différentes. A mesure que les besoins se sont multipliés, les sons ont été modifiés davantage : ainsi se sont formées les langues.

De même les arts ne sont point nés avec le premier homme; seulement il reçut du Créateur la raison et l'intelligence qui devaient servir un jour à les faire éclore.

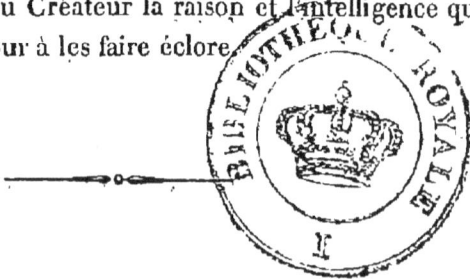

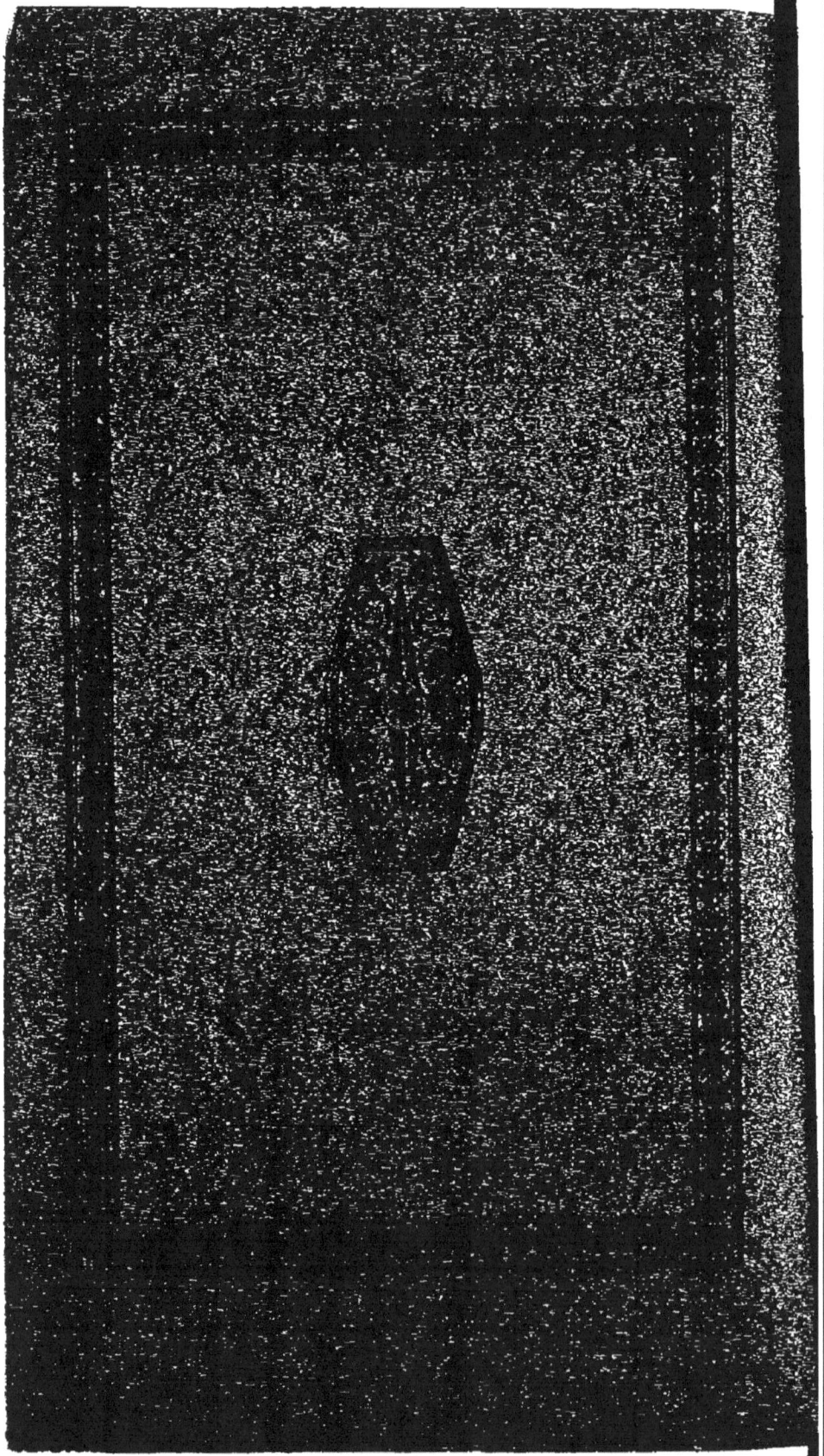

www.ingramcontent.com/pod-product-compliance
Lightning Source LLC
Chambersburg PA
CBHW070742210326
41520CB00016B/4557